DISSERTATION

SUR

LA POLLUTION DIURNE

INVOLONTAIRE.

IMPRIMERIE DE J. B. KINDELEM.

DISSERTATION

SUR

LA POLLUTION DIURNE

INVOLONTAIRE,

PAR ERNEST WICHMANN,

PREMIER MÉDECIN DU ROI D'ANGLETERRE A HANOVRE ;

Traduite du latin et augmentée de notes

PAR ETIENNE SAINTE-MARIE,

Docteur en médecine de la Faculté de Montpellier, membre de l'Académie de Lyon, de la Société de médecine de la même ville, et de plusieurs autres Sociétés savantes et littéraires.

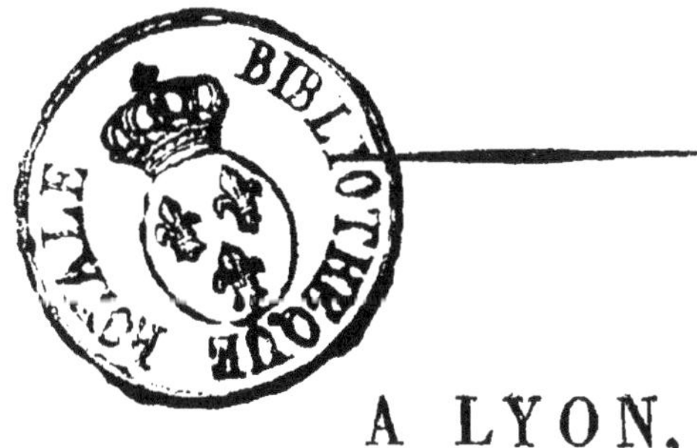

A LYON,

Chez REYMANN, Libraire, rue St-Dominique, n.° 4.

1817.

Les contrefacteurs et les débitans de contrefaçons, seront poursuivis d'après les rigueurs des lois.

PRÉFACE

DU TRADUCTEUR.

LA maladie qui fait le sujet de cette dissertation est très-fréquente, et aucun auteur ne l'a mieux décrite que Wichmann. Cependant son Ouvrage est à peine connu en France; il est même devenu rare en Allemagne. Imprimé à Goettingen en 1782, et tiré à un petit nombre d'exemplaires, il n'a point eu de seconde édition. J'ai donc pensé que ce serait faire une chose utile à la science que de chercher à le répandre parmi nous, et, pour le rendre d'un usage plus général, d'en publier une traduction.

On aura peut-être quelque peine à croire que cette pollution soit aussi générale et aussi grave que le prétend l'Auteur. J'engage les Médecins qui, après avoir lu cette dissertation, conserveraient encore leurs doutes, à vouloir bien les vérifier avec soin. En attendant, si mon faible témoignage pouvait commencer à dissiper leur prévention, j'exposerai fidèlement ce que j'ai appris, ce que j'ai vu. Depuis que je connais l'ouvrage de Wichmann, j'ai cherché plus souvent la pollution diurne involontaire dans les maladies de langueur, que je ne pouvais attribuer à l'altération spéciale et primitive d'aucun organe ; et j'ai découvert qu'un grand nombre d'hypocondries, de fièvres lentes-nerveuses, de consomptions, étaient entretenues par cette gonorrhée, à laquelle des malades, incapables de s'observer eux-mêmes, n'avaient fait jusqu'alors aucune attention. Il est vrai de dire aussi que j'ai connu plusieurs individus qui supportaient depuis long-temps cette pollution diurne, sans éprouver aucun dérangement notable de leur santé ; c'était pour eux une incommodité plutôt qu'une maladie. Mais dans ces cas, la pollution diurne n'est point habituelle ; elle n'a lieu que lorsqu'une continence de plusieurs jours ou de plusieurs semaines, un régime excitant ou trop substantiel, un exercice prolongé à cheval ou en voiture, ont accumulé la semence dans ses réservoirs, ou irrité spécialement les organes générateurs. Alors, au moindre effort pour rendre les excrémens, les vésicules séminales laissent échapper le trop plein du fluide qu'elles contiennent.

Que cet état n'inspire pas trop de sécurité. La pollution diurne est commencée; elle n'est point grave encore : mais elle peut faire des progrès ultérieurs, revenir tous les jours après chaque selle, et produire à la longue tous les fâcheux résultats annoncés par Wichmann.

Il ne faut pas non plus qu'un trop vif attachement à nos idées égare notre logique, et nous fasse renverser l'ordre naturel des rapports entre plusieurs signes morbifiques qui, au moment où nous les observons, existent simultanément. La pollution diurne involontaire n'est pas toujours en première ligne ; elle n'est pas toujours le point de départ des symptômes et l'unique cause à laquelle ils sont subordonnés. Elle n'est quelquefois qu'un effet dont il faut chercher l'origine dans l'altération grave, profonde, primitive, d'un organe ou d'un système d'organes plus important. C'est ainsi, par exemple, qu'il faut raisonner par rapport à la consomption dorsale. On sait qu'un symptôme remarquable de cette maladie est une perte abondante de semence aqueuse à chaque selle, et quelquefois même à chaque émission de l'urine. La pollution diurne involontaire n'est plus ici que symptôme ; elle a lieu parce que les organes générateurs ne reçoivent pas de la moëlle épinière l'influence nerveuse, suffisante et bien réglée, dont ils ont besoin pour exercer convenablement leurs fonctions. De là la sécrétion surabondante de la semence ; son élaboration imparfaite qui la rend impropre à la fécondation ; le relâchement des vésicules séminales qui la laissent si facilement échapper ; l'atonie du scrotum ; le tiraillement incommode des vaisseaux spermatiques ; la faiblesse des érections; l'impuissance, etc. Le même état de la moëlle qui prive de vie les organes de la génération, explique d'un autre côté l'exténuation des parties qui obéissent à ce centre sensitif; la maigreur particulière des lombes, des fesses, des extrémités inférieures; la faiblesse, le tremblement, la paralysie de ces mêmes extrémités; la constipation opiniâtre dont se plaignent les malades, et qui, semblable à celle des vieillards, ne cède qu'à l'emploi des stimulans; les formications du dos; l'incontinence d'urine; les escarres gangreneuses qui, à une époque plus avancée de la maladie, se forment sur le sacrum, les fesses, les trochanters. Il me serait facile de pousser beaucoup plus loin cette explication, et de l'étendre aux symptômes les plus généraux de la consomption dorsale, tels que la mélancolie profonde, la faiblesse et la lenteur du pouls, la disposition aux syncopes, et tout cet appareil de signes morbifiques qui font ressembler cette maladie à la fièvre lente-nerveuse, tant les belles expériences de Legallois ont augmenté nos connaissances sur la distribution de la vie dans les diverses parties du tronc : mais ce développement m'éloignerait trop du principe que j'ai cherché à établir ; c'est que la pollution diurne est quelquefois cause, et quelquefois seulement symptôme de la consomption dorsale. Wichmann n'a traité que de la première ; la seconde, liée à une affection générale, ne saurait être détachée de son cadre, et étudiée isolément.

Persuadé qu'un moyen certain d'éclairer le diagnostic d'une maladie, c'est de multiplier autour d'elle les termes de comparaison, je dirai quelque chose d'une autre pollution diurne qui ressemble par quelques circonstances à celle que Wichmann a décrite, tandis qu'elle en diffère par beaucoup d'autres. Cette maladie n'est point rare, mais d'une guérison difficile; elle a été classée par M. Pinel parmi les névroses des organes de la génération. Il en cite, d'après Henri de Heers, un exemple très-remarquable; j'en ajouterai un autre que j'ai eu l'occasion d'observer, et que je crois digne de quelque intérêt.

Un maître à danser, demeurant dans une petite ville d'un département voisin, me consulta, vers la fin de l'année 1809, pour une perte de semence, avec impuissance absolue, qu'il éprouvait depuis quatorze mois. Le malade, âgé de vingt-deux ans, était d'une haute stature; il paraissait robuste, avait le teint brun et les cheveux noirs. Il me raconta qu'avant sa maladie il avait été extrêmement porté aux plaisirs de l'amour; que cependant il avait su réprimer ses désirs, et n'avait en ce genre aucun excès considérable à se reprocher. Il avait toujours été exempt de maladies vénériennes. Le changement dans ses habitudes viriles s'était opéré tout à coup, et sans cause connue. Il avait passé en quelques

quelques jours, de l'état d'un jeune homme vigoureux et plein d'ardeur à celui d'un vieillard décrépit. Surpris de cette métamorphose subite et extraordinaire, il avait cru d'abord que son père, alarmé des désordres dans lesquels la violence de ses passions pouvait l'entraîner, avait mêlé à son insçu, dans ses alimens ou dans ses boissons, des drogues capables de refroidir son tempérament. Un empirique, à qui d'abord il s'adressa, lui fit prendre un électuaire dont il abandonna bientôt l'usage, parce que ce remède lui faisait pisser le sang. Voici l'état du malade lorsqu'il vint me consulter. Il n'éprouvait aucune espèce de désir ; cependant si la vue d'une belle femme arrêtait un peu son attention, la semence, excitée par ce simple désir moral, s'écoulait aussitôt, sans lui causer d'autre sensation que celle d'un liquide chaud qui s'échappe par le canal de l'urètre. La même chose arrivait lorsqu'il allait à cheval, et même en marchant, par le seul frottement de la chemise, si le gland n'était pas exactement recouvert par le prépuce. Il perdait souvent sa semence pendant le sommeil, sans érection, et même sans y être invité par des rêves voluptueux. Il suffisait pour cela qu'il fût couché sur le dos. J'examinai les parties génitales ; elles me parurent bien conformées ; je trouvai seulement les testicules molasses, flétris, un peu petits, par rapport à la stature et au tempérament. Il m'assura que dans le temps de sa plus grande vigueur, ces organes avaient au moins un volume double. Il mangeait avec appétit, digérait parfaitement, et n'éprouvait aucune incommodité, si ce n'est qu'il était habituellement triste, un peu faible, endormi, paresseux à remplir ses devoirs, et qu'il avait beaucoup maigri depuis un an. En outre, il perdait tous les matins, par la verge, quelques gouttes d'une matière muqueuse très-épaisse, qui, lorsqu'elle séjournait trop à l'entrée du canal, en excoriait les bords. Le quinquina, les martiaux, les bains froids, les frictions aromatiques sur la colonne épinière, un régime composé des substances les moins propres à former de la semence, furent inutilement employés pendant six mois. Je désespérais du succès, et j'allais renoncer à toute espèce de traitement, lorsque je songeai à la teinture stimulante dont Mead a donné la formule dans ses *Monita et præcepta medica*, édition de Paris, 1757, page 156. Le malade en fit usage pendant cinquante jours, avec un tel succès, que sa semence cessa bientôt de couler involontairement; que son flux muqueux fut tari presqu'en même temps, et qu'il recouvra toute la vivacité de ses premiers désirs. Je lui donnai le conseil de se marier; il épousa en 1812 une femme de son âge, veuve, dont il a déjà trois enfans.

Une pollution diurne plus singulière encore, est celle dont je vais rapporter un exemple, le seul de ce genre qui soit arrivé à ma connaissance. Un jeune homme de cette ville, célibataire, studieux, observant par piété une sévère continence, maigre, sensible, irritable, ayant les organes générateurs bien conformés, mais susceptibles des plus légères impressions, est sujet à perdre sa semence toutes les fois qu'il éprouve une violente impatience. Le sperme s'échappe alors vivement comme dans l'acte du plaisir, avec un chatouillement agréable, et un léger gonflement de la verge que l'on peut regarder comme une érection commencée. Cette éjaculation est toujours accompagnée de mouvemens convulsifs, et laisse après elle une grande faiblesse. Le malade m'a raconté qu'il éprouva pour la première fois cette incommodité étant au collége, dans la classe de rhétorique, un jour de composition pour les prix, après avoir inutilement cherché pendant un quart-d'heure un mot, un seul mot, dont il avait besoin pour terminer son travail. Pressé par l'heure où son devoir devait être remis au régent, et ne pouvant trouver ce qu'il cherchait, il fut saisi d'une si vive impatience, que la semence s'échappa avec les circonstances que j'ai décrites ci-dessus. C'était aussi pour la première fois de sa vie qu'il perdait de la semence. Aucun remède n'a été essayé ; le malade se borne à éviter les causes qui peuvent renouveler l'accident, et par ces précautions, il se garantit de ces pollutions diurnes pendant des mois entiers. Cette maladie ressemble un peu à ce qui arrive aux épileptiques et à certaines femmes pendant les paroxysmes hystériques. La sensibilité extrême des nerfs, et la prédominance d'activité des organes générateurs sur tous les autres centres sensitifs, expliquent assez bien pour ce malade, comment une cause excitante qui ébranle tout le système nerveux, va plus particulièrement retentir dans ces organes, à la fois plus faibles et plus irritables que les autres.

Je ne peux me dispenser de rapporter encore le fait suivant. Un négociant de cette ville, âgé en ce moment (mars 1817) de quarante ans, homme instruit et plein d'honneur, avait essuyé une maladie vénérienne dont les symptômes, après avoir paru d'abord sur les parties naturelles, avaient affecté l'arrière-bouche d'une manière persévérante. Il paraissait guéri, après huit mois d'un traitement méthodique, dans lequel de petites doses de mercure avaient été combinées avec les sudorifiques et quelques préparations opiacées. Il se plaignait seulement d'une inquiétude vague, de chaleur à la gorge, de douleurs à l'occiput et à la nuque, d'érections fréquentes. Ayant éprouvé, en août 1812, quelques chagrins domestiques, il tomba tout à coup dans une manie violente, et il croyait à chaque instant qu'on allait venir chez lui pour l'arrêter et le conduire en prison. Je fus obligé de le faire lier dans son lit pour l'empêcher, d'après cette fausse idée, d'attenter à sa vie. Cet état de délire furieux dura trois jours ; il en sortit par un priapisme, pendant lequel il éjacula quatorze fois en quelques heures. Le calme le plus parfait de la raison fut le résultat de cette crise singulière ; il ne resta plus qu'une extrême faiblesse, qui fut bientôt dissipée par l'usage des toniques et des analeptiques. Dans l'hiver de 1813 à 1814, la même maladie se renouvela, sous l'influence des mêmes causes, et avec des symptômes absolument semblables. J'étais alors à Paris ; le malade reçut les soins de mon savant ami le docteur Stanislas Gilibert , qui avait bien voulu faire mes visites pendant mon absence. La manie se termina en quelques jours, et de la même manière. En février 1816, le malade me fit appeler pour un léger retour des mêmes accidens. J'attendais à chaque instant le renouvellement de la scène violente dont j'avais été témoin trois ans et demi auparavant ; il en fut quitte cette fois pour quelques érections sans aucune perte prolifique.

Dans l'état actuel de la science, il est difficile de classer d'une manière convenable, et ce fait, et celui qui le précède.

Le premier cité paraît se rapporter aux habitudes épileptiques. Van-Helmont, dont le génie ardent a souvent devancé l'expérience et deviné la médecine, appelait l'asthme convulsif une épilepsie des poumons. D'après cette idée ingénieuse, si l'on admettait des épilepsies locales ou partielles, bornées à des organes ou à des systèmes d'organes, on serait tenté de croire que le malade qui fait le sujet de cette observation, éprouvait une épilepsie de cette espèce, c'est-à-dire concentrée dans les parties sexuelles.

Le dernier fait appartient à un ordre peu usité ou du moins peu connu de mouvemens critiques. Cette terminaison singulière d'une névrose cérébrale a de quoi étonner, sans doute ; mais refuser de l'admettre au nombre des crises naturelles possibles, ce serait méconnaître l'inépuisable variété de la nature dans ses efforts conservateurs ; ce serait rabaisser la magnificence de ses moyens à la faiblesse de nos conceptions.

Au reste, j'ai rapporté les choses

fidèlement ; chacun est libre, en les admettant, de ne les expliquer point, ce qui est peut-être plus raisonnable, ou de les commenter à sa manière, selon les doctrines qu'il professe, selon les théories qu'il a embrassées.

Toutes les anomalies qu'éprouvent dans leurs fonctions les organes générateurs, ne doivent point être exposées ici. Je me suis borné à rassembler quelques traits qui préparent à la connaissance de la pollution diurne involontaire, décrite par Wichmann. Je termine là cette préface, dans la crainte d'entrer dans le sujet de l'auteur, et d'anticiper sur une question qu'il a traitée avec une grande supériorité d'intérêt et de talent.

Lyon, le 14 *mars* 1817.

DISSERTATION

DISSERTATION

SUR

LA POLLUTION DIURNE

INVOLONTAIRE.

Vous qui traitez les maladies d'une manière si conforme à leur nature, parce que vous remontez aux causes les plus secrètes qui les produisent, savant *Hensler* (1), j'ose croire que vous jugerez dignes de quelque attention les observations que je prends la liberté de vous adresser. Elles tendent à faire connaître une cause presque ignorée de ces nombreuses maladies de langueur, et de ces dépérissemens qui sont souvent les funestes précurseurs de la phthisie pulmonaire ou d'une consomption ordinairement mortelle. J'attends un autre prix de mes soins ; j'aime à croire que les médecins qui liront cet écrit me sauront quelque gré de mon travail, soit parce que la cause de maladie sur laquelle j'appelle leur attention échappe à la sagacité des plus pénétrans, soit parce que les auteurs qui ont traité des sujets analogues n'ont rien dit de cette cause. Leur silence n'a rien d'étonnant. Les malades éprouvent à leur insçu l'espèce de pollution diurne dont je traite, et il n'en reste pas la plus légère trace qui puisse la faire découvrir au médecin, à moins que, par l'effet d'une rare sagacité, il n'en soupçonne l'existence, et n'invite les malades à s'examiner attentivement. L'importance du sujet, les difficultés qu'il présente, la pénurie des faits, sont autant de raisons qui doivent engager les médecins à s'en occuper par la suite avec plus de soin. Il est sans doute inutile d'avertir que cette maladie attaque seulement les hommes, et consiste dans une perte de vraie semence : mais il ne l'est pas de dire, en commençant cet ouvrage, qu'elle diffère de la pollution nocturne, de la gonorrhée simple, de l'onanisme, et des autres maladies semblables. Cette distinction, fondée sur la nature même des choses, préviendra le reproche que l'on pourrait me faire d'avoir osé entrer en concurrence avec *Tissot*, et traiter à nouveaux frais un sujet sur lequel cet habile médecin semble n'avoir laissé rien à dire.

CHAPITRE I.

DIAGNOSTIC.

1.° Cette pollution diurne diffère de la pollution nocturne, non-seulement par l'époque du jour, mais parce qu'elle a lieu le malade étant bien éveillé, et sans qu'il éprouve ni érection, ni plaisir. Elle ressemble bien moins encore à cet écoulement prolifique auquel sont sujettes les personnes qui ont du tempérament, lesquelles excitées par des entretiens libidineux ou par de honteux attouchemens, perdent quelquefois, d'une manière tout à fait involontaire, l'humeur des prostates, et même la vraie semence. Quoique ce soit bien là une pollution diurne, ce n'est pourtant pas encore celle qui nous occupe. Cette dernière, en effet, arrive à l'insçu du malade, malgré lui, sans gonflement des corps caverneux, sans ardeur vénérienne, par l'effet de la faiblesse, tandis que l'autre n'appartient qu'aux tempéramens les plus vigoureux, et provient d'un sang agité et d'une semence trop abondante. L'on sait que la plupart des épileptiques perdent aussi de la semence pendant les paroxysmes de leur maladie.

2.° Il ne faut pas non plus confondre la pollution diurne dont nous allons traiter, avec la gonorrhée qu'on appelle simple, avec la vraie gonorrhée pour parler plus exactement et selon l'étymologie, qui consiste dans un écoulement continuel et goutte à goutte de semence ; maladie que quelques médecins, et entre autres *Tissot* qui en a peint les suites funestes avec les plus vives couleurs, disent avoir observée dans les individus adonnés à la masturbation, par l'effet du relâchement extrême qu'éprouvent les organes générateurs. Dans la pollution diurne, les malades ne perdent pas sans cesse leur semence, par une excrétion continuelle de cette liqueur, comme les femmes sujettes à la leucorrhée; mais ils l'éjaculent (2) tout à la fois et en une fois, et c'est cette circonstance qui a fait donner à la maladie le nom de pollution. En général, les descriptions de la gonorrhée simple, d'après les meilleurs pathologistes, *Sauvages*, *Cullen*, *Gaubius*, etc., sont si peu satisfaisantes, et cette maladie est tant de fois confondue avec d'autres, qu'on ne sait pas encore bien précisément ce que les auteurs entendent par ce mot. Je suis bien trompé, si le mot de gonorrhée simple n'emporte pas l'idée d'un flux continuel, non interrompu; c'est au moins ce qu'on doit entendre d'après le langage de *Tissot*, qui dit expressément que cette maladie est la même que les flueurs blanches des femmes. Je crains fort que la plupart des médecins, ne portant pas leur vue plus loin, n'aient confondu cet écoulement continuel de semence avec d'autres maladies, et sur-tout avec celle dont j'ai parlé dans le paragraphe précédent. J'ai eu la satisfaction de trouver dans *Hoffmann* (*) des notions conformes aux miennes sur la différence à établir entre la gonorrhée et la pollution.

3.° Je n'ai observé qu'une fois, et je n'ai trouvée décrite nulle part une autre espèce de pollution diurne, extrêmement rare sans doute, qui diffère encore de celle que nous voulons signaler, mais qui me paraît digne d'arrêter un instant notre attention. J'avais appliqué au bras, en 1768, un emplâtre ordinaire de vésicatoire, à un homme âgé de trente ans. La nuit suivante, c'est-à-dire, quelques heures après cette application, il eut plusieurs pollutions. Il m'en parla le len-

(*) Med. Rat. Syst. t. 4, p. 507.

demain, et il m'apprit alors que la simple odeur des cantharides lui faisait perdre involontairement sa semence pendant le jour, et, ce qui est encore plus surprenant, qu'il était menacé du même accident toutes les fois qu'il entendait parler de cantharides. Cet homme avait les organes de la génération bien conformés, et tels qu'ils n'annonçaient aucune faiblesse particulière. Il a engendré plusieurs enfans. Il est pourtant vrai de dire qu'il avait connu de bonne heure la masturbation, et n'avait renoncé qu'un peu tard à cette habitude. Cette pollution diffère de l'autre par ce caractère essentiel, que celle-ci n'est jamais due à l'impression d'une substance aphrodisiaque sur les organes générateurs.

4.° Les personnes sujettes aux hémorroïdes, soit internes, soit externes, rendent quelquefois avec l'urine une matière semblable au sperme, et qui se présente sous l'aspect d'une crême d'avoine épaissie; cette observation remonte à la plus haute antiquité, et n'avait point échappé à *Hippocrate* lui-même. Elle est devenue triviale aujourd'hui pour tous ceux qui, dans les recherches pathologiques, ne méprisent pas les données importantes qui leur sont fournies par l'inspection des urines. La couleur blanche de cette matière, et son dépôt au fond du vase, porteraient à croire que c'est du sperme; mais *Brendel* (*) avait soupçonné depuis long-temps qu'un état morbifique des organes secrétoires pouvait produire, sans solution de continuité, une matière puriforme ou analogue au pus. Des observations nombreuses ont confirmé depuis ce doute ingénieux élevé par *Brendel*. Si l'on voulait expliquer ce phénomène autrement, c'est-à-dire, selon la théorie plus moderne de *Darwin*, par le mouvement rétrograde des vaisseaux lympathiques, comme

---

(*) Diss. de tabescentibus. Gott. 1756, p. 17.

cela arrive très-certainement aux enfans vermineux qui rendent une urine laiteuse, par l'effet d'un chyle dévié, certes une perte si considérable de semence épuiserait bien autrement qu'elle ne fait les personnes hémorroïdaires qui l'éprouvent. Quoi qu'il en soit de cette matière, elle n'établit dans tous les cas aucun rapprochement avec la maladie dont nous traitons; car dans celle-ci la semence ne s'échappe jamais mêlée avec l'urine.

Qui pourrait croire, après cela, qu'il existe encore une pollution diurne que l'on ne saurait rapporter aux espèces ci-dessus énumérées? Rien pourtant n'est plus vrai, et c'est pour faire connaître cette espèce singulière de pollution que nous avons entrepris ce travail. Je l'observai pour la première fois, en 1772, sur un jeune homme alors âgé de vingt et quelques années, qui remplit aujourd'hui un emploi public. Depuis long-temps il éprouvait des spasmes; il était dans un état manifeste de cacochylie et de maigreur. Les médecins qu'il avait consultés avant moi avaient jugé, d'après ces apparences, qu'il était hypocondriaque. Divers symptômes, en effet, pouvaient faire croire que le siége du mal était dans les hypocondres. L'abattement des forces, la langueur des digestions, quoique l'appétit fût assez bien conservé, la pâleur du visage, la tristesse, la pusillanimité qui lui faisaient rechercher la solitude, la rougeur vive qui colorait quelquefois ses joues dans la conversation, l'inquiétude du caractère, enfin une certaine faiblesse d'intelligence qui est aussi un symptôme remarquable de la masturbation, semblaient justifier ce diagnostic. Il s'était livré aux femmes autrefois, et il avait gagné des maladies vénériennes auxquelles il attribuait, comme cela est assez ordinaire dans ces sortes de cas, son état présent. Quoiqu'il ne restât pas la moindre trace de ces anciennes affections, le médecin, égaré par les instances et les fausses conjectures du malade, lui fit prendre pendant long-temps des préparations mercurielles, qui ne firent qu'aggraver des symptômes dont la vraie cause avait été aussi grossièrement méconnue.

On renonça alors au mercure pour employer les toniques, et sur-tout les eaux ferrugineuses, croyant que la maladie n'était qu'une affection hypocondriaque; mais ce second traitement n'ayant pas été plus heureux que l'autre, le malade me pria de prendre soin de lui. Je ne pouvais attribuer la maigreur extrême dont j'étais témoin, ni aux restes d'une maladie vénérienne imparfaitement guérie, ni aux causes ordinaires d'épuisement, ni à la fièvre; je demandai donc au malade s'il faisait des excès avec les femmes, s'il se livrait à la masturbation, ou s'il perdait involontairement sa semence pendant la nuit. Il m'assura que non, avec une espèce de serment. Je le renvoyai après cet entretien, lui rappelant l'engagement solennel qu'il venait de prendre de me dire la vérité, et l'assurant que je n'emploîrais aucun remède avant qu'il se fût attentivement examiné lui-même. Quelques jours après il revint auprès de moi, et m'annonça qu'il perdait quelque chose qui ressemblait à la semence. Je m'assurai que l'observation était exacte; la cause du mal, telle que je la décrirai plus amplement au chapitre 2, étant connue, le traitement devint facile à appliquer. Le malade recouvra en quelques mois une parfaite santé, et cet heureux effet des remèdes nous prouva que nous avions attaqué le mal dans ses sources.

Le même succès, obtenu un grand nombre d'autres fois depuis cette première observation, m'a prouvé clairement que cette cause de consomption est plus fréquente qu'on ne pense, même dans les individus qui observent le mieux les lois de la continence. Il me paraît donc important que les médecins fassent plus d'attention à cette cause de dépérissement, dans les diverses maladies qu'ils ont à traiter.

L'expérience en effet m'a appris que beaucoup de malades qu'on serait porté à prendre pour de vrais phthisiques, ne doivent qu'à une cause de cette nature la consomption qui les mine. Les symptômes de la pollution diurne ne ressemblent pas mal quelquefois à la première période de la phthisie pulmonaire, à cette période purement spasmodique, que je serais tenté d'appeler insidieuse, si je ne considérais que la difficulté et l'incertitude du diagnostic à cette époque. La petite toux, que quelques malades éprouvent alors, fortifie encore dans l'esprit du médecin la crainte d'une phthisie ; ou plutôt la consomption née de la pollution diurne prend tellement les caractères et le masque de cette maladie, qu'on serait disposé à la traiter par la méthode ordinaire, c'est-à-dire, par les résolutifs, les délayans, les béchiques et les évacuans de toute espèce, au grand préjudice des malades dont l'état exigerait plutôt des remèdes entièrement opposés. Il est clair, au reste, que la maladie dont nous parlons doit infailliblement se terminer par une vraie phthisie, si l'on n'en arrête de bonne heure les progrès.

On a souvent donné à cette maladie le nom de phthisie nerveuse, lorsque, méconnaissant la cause qui la produit, on cherchait à se faire une idée de sa nature. De tous temps les médecins ignorans ont accusé les nerfs dans les maladies qu'ils ne connaissaient pas; mais la difficulté consiste ici à découvrir, parmi tant de causes diverses qui produisent cette espèce de phthisie, ou la phthisie pulmonaire, la vraie cause du mal, et, après l'avoir trouvée, à la dissiper par un traitement convenable.

CHAPITRE II.

TABLEAU DE LA MALADIE.

Quoique les symptômes éprouvés par le malade dont je viens de rapporter l'histoire, suffisent déjà pour faire connaître cette pollution diurne, j'ajouterai cependant encore quelques traits pour en compléter le tableau. Une nombreuse pratique m'ayant fourni l'occasion de la rencontrer souvent, je peux satisfaire aisément ceux qui attendent de moi des notions plus détaillées sur cette maladie.

Lorsqu'on voit un homme plongé dans une extrême maigreur, pâle, engourdi, stupide, énervé, se plaignant d'une grande faiblesse,

faiblesse, sur-tout dans les cuisses et les lombes, paresseux dans ses actions, cacochyme, ayant les yeux enfoncés, on peut avec raison soupçonner cette cause de dépérissement.

Les malades qui sont dans cet état ne se plaignent absolument d'aucune douleur; les forces digestives sont ruinées, cependant l'appétit se soutient; il augmente même, et va quelquefois jusqu'à la voracité; après le repas, ils semblent avoir plus de forces; mais ils payent cher ce faible avantage par les incommodités qui résultent de la digestion, sur-tout s'ils ont trop écouté leur perfide appétit; l'estomac, ainsi que la plupart des autres viscères, exécutant mal ses opérations, plus on a mangé avec voracité, et plus aussi le ventre est gonflé par le relâchement des organes digestifs; ce gonflement est accompagné d'un sentiment pénible d'anxiété, qui poursuit encore ces malheureux à d'autres époques de la journée, et les

4

porte à fuir la société. Leur cœur est plus ouvert à la tristesse qu'à la joie, c'est-à-dire que la nouvelle d'un événement malheureux les affecte plus désagréablement que celle d'un événement heureux ne leur cause de plaisir. On remarque en eux, comme dans les masturbateurs, une certaine faiblesse d'intelligence ou stupidité; le sommeil le plus naturel ne répare point leurs forces, et le matin ils éprouvent des bâillemens et des pandiculations; la mémoire et la vue sont particulièrement affaiblies: tel est l'état des choses jusqu'à ce que la maladie, ayant jeté des racines plus profondes, dégénère en vraie phthisie. On ne voit, au moins dans le principe, ni causes morales, ni affections de l'ame, ni chagrin que l'on puisse accuser; aucun viscère ne paraît altéré; on ne peut soupçonner aucun principe délétère caché dans le corps et consumant les chairs. Le malade est sans douleur, si l'on en excepte cette douleur obtuse, compressive, qu'il rapporte aux hypocondres, et qui tient au gonflement extrême des intestins affaiblis. Si vous ajoutez à ces caractères l'absence de la fièvre et des causes ordinaires d'épuisement, soyez bien persuadé que la pollution diurne existe, et qu'elle est la cause cachée de tous les symptômes. Telle est la description générale de cette maladie, d'après un nombre considérable d'observations particulières que j'ai eu l'occasion de recueillir.

J'ai vu des célibataires et des hommes mariés, réduits à l'état de squelettes ambulans par l'effet de cette consomption, traîner la vie la plus malheureuse. Je les ai vus perdant tous les jours leurs forces, offrir dans la jeunesse les attributs prématurés de la décrépitude.

Il serait trop long de citer chaque observation en particulier ; je dirai en peu de mots que tous les malades observés par moi étaient âgés de vingt-cinq à quarante ans, que tous s'étaient livrés aux plaisirs de l'amour ou à la masturbation sans mesure, ou avaient gagné des blenhorrhagies avec des femmes infectées.

Cette pollution diurne ne cesse pas avec les causes qui l'ont occasionée. Quoique les malades aient renoncé depuis long-temps à la masturbation, et mènent une conduite des plus régulières, la pollution n'en continue pas moins sa marche avec le cortége des symptômes que nous avons signalés; et en cela d'abord, cette pollution diffère de celle que *Tissot* a décrite dans l'onanisme. En outre, cette pollution diurne ne naît pas toujours sous l'influence immédiate de l'onanisme, de la masturbation ou d'une éjaculation volontaire de semence; mais elle arrive à l'insçu du malade, tout à fait malgré lui, et lorsqu'il observe la plus rigoureuse continence.

Il y a plus encore; je suis porté à croire que l'onanisme n'aurait pas des suites aussi funestes sans cette pollution diurne, que sans elle cette honteuse habitude ne serait pas suivie de la consomption et des autres phthisies. En effet, l'onanisme ne donne pas toujours lieu à cette pollution; si cela était, combien ne verrait-on pas de masturbateurs tomber dans la consomption? Et certes, le nombre des hommes qui se sont adonnés à ce vice dès leur plus tendre jeunesse est immense; car je ne connais pas de fléau plus épidémique, plus contagieux, que cette corruption sociale. Il suffit, au reste, de savoir que l'onanisme produit quelquefois la pollution diurne involontaire, pour rechercher avec soin si elle existe dans ceux mêmes qui ont renoncé depuis long-temps à leur infame débauche. Les exhortations seraient ici tout à fait inutiles, attendu que l'erreur a cessé. Les malades ne soupçonnent pas même cette cause énervante qui les consume. La semence s'échappe après l'urine, dans le moindre effort qu'ils font pour rendre les matières fécales; elle s'écoule sans causer aucun prurit, aucun sentiment de plaisir; le sperme reste mêlé aux excrémens, et il n'existe plus aucune trace de son émission, à moins qu'il n'ait laissé par hasard quelques taches à la chemise (3).

Lorsqu'on soupçonne l'existence de cette pollution diurne, il faut chercher à s'en assurer mieux; et pour cela l'on engage le malade à uriner d'abord, et lorsqu'il veut rendre les matières fécales, à s'asseoir sur le siége de telle manière que la verge soit au-dehors, et laisse voir tout ce qui peut s'en écouler dans l'effort qui détermine les selles à sortir. On perd rarement dans une pollution diurne autant de semence que dans une pollution nocturne. Le mal n'en est pas moins grave, parce que c'est une perte de vraie semence; qu'elle a lieu une fois par jour et même plus souvent, au moindre effort que l'on fait pour pousser une selle, et sans aucun plaisir qui avertisse du danger que l'on court.

CHAPITRE III.

HISTOIRE DE LA POLLUTION DIURNE.

CETTE espèce de pollution est si peu connue, qu'elle a échappé à l'observation des médecins les plus attentifs, les plus pénétrans, soit anciens, soit modernes. *Boerhaave* lui-même l'a méconnue, ou plutôt il dit positivement qu'il n'a jamais vu la semence s'écouler sans chatouillement; que si l'on a observé le contraire, ce n'était point sans doute de vraie semence secrétée par les testicules et conservée dans les vésicules séminales; que cette maladie au reste doit être excessivement rare (*). *Haller* exprime un

(*) Prælect. in præf. Inst. §. 776.

sentiment conforme à celui de son maître; il appelle en témoignage *Swamerdam*, qu'il dit être très-versé dans ces questions physiologiques. Il croit que la semence ne saurait s'échapper sans produire de chatouillement, et s'il en est autrement, dit-il, c'est la liqueur des prostates qui se perd ainsi (*). Mais il ajoute avec raison que le siége du mal peut exister dans les vésicules elles-mêmes et dans les testicules.

Ces deux grands hommes se sont étrangement trompés, et cette erreur est d'autant plus étonnante, qu'un anatomiste du dix-septième siècle, *Tauvry*, dit positivement que les hommes qui abusent de leurs forces sont sujets à perdre la semence par la plus légère compression des vésicules séminales, lorsqu'ils urinent ou qu'ils vont à la selle (**).

(*) Element. Physiol. t. 7, p. 554.

(**) Nouvelle anatomie raisonnée, 1693, p. 164.

Morgagni ne réfute pas précisément l'opinion de *Boerhaave ;* il dit seulement que la semence peut s'écouler sans qu'on éprouve aucun plaisir, comme cela arrive par l'effet d'un lavement trop chaud, par l'excrétion de matières fécales endurcies, lorsque les petits orifices qui versent la liqueur prolifique dans le canal de l'urètre ont été corrodés ou relâchés ; à moins, ajoute-t-il avec une sorte d'hésitation, que la matière de l'écoulement soit toujours pour les uns en si petite quantité, et de telle nature qu'on ne puisse l'attribuer qu'à la prostate, et que pour les autres elle ait quelquefois des caractères qui obligent d'en rapporter la source aux vésicules séminales mêmes (*).

On voit clairement que ces auteurs n'ont pas pris la peine d'examiner ce qui sort de l'urètre dans cette espèce de pollution, pour

(*) De causis et sed. morb. Epist. 44, art. 16.

s'assurer que c'était en effet de vrai sperme. Quant à moi qui ai examiné ces choses avec plus de soin, je puis attester que mes observations ne me laissent pas le moindre doute à cet égard.

Tissot a vu, comme moi, des hommes qui perdaient leur semence sans en être avertis par aucun chatouillement; il croit que les vésicules séminales peuvent éprouver un relâchement complet; mais cet écoulement diffère selon lui de la pollution diurne, en ce que la semence se perd par un flux continu (*).

Ceux qui nient que la semence puisse s'écouler sans plaisir, n'ont pas lu sans doute ce passage de *Celse* sur la gonorrhée (**). « Les parties naturelles éprouvent une autre

(*) L'Onanisme.

(**) Lib. 4, cap. 21.

» maladie ; c'est une perte de semence qui a
» lieu sans plaisir, sans rêves voluptueux,
» et qui, après un certain temps, fait périr
» les malades de consomption. » Si l'on avait sur cette gonorrhée un plus grand nombre de descriptions générales, fondées sur des observations particulières, bien faites, les doutes que j'ai exprimés relativement à la gonorrhée simple, dans le premier chapitre de cet ouvrage, seraient bientôt éclaircis. Mais les pathologistes ont aussi donné, par ignorance, le même nom à un autre écoulement dans lequel les malades ne perdent point de vraie semence. Cette maladie, née sans doute d'une cause contagieuse, a été par son nom une source d'erreurs. Plus attachés à l'étymologie qu'attentifs à reconnaître la nature du fluide évacué, les médicastres, craignant les accidens graves auxquels une perte prolongée de vraie semence peut donner lieu, s'empressent de prodiguer les astringens pour arrêter un flux qu'ils supposent dangereux, et ils ne man-

quent jamais de nuire aux malades par une méthode de traitement si erronnée, si contraire à la véritable nature de cette affection morbifique. Ils confondent le fluide qui labréfie le canal de l'urètre, altéré il est vrai par une secrétion maladive, avec la liqueur séminale amassée dans les vésicules; et ils ne commettent pas une erreur moins grossière que ceux qui appellent gonorrhée simple l'écoulement de l'humeur prostatique par le canal de l'urètre (4).

Qu'il serait à désirer que l'ignorance des empiriques et des nosographes se fût bornée là! Mais les livres de nosologie sont remplis des plus grossières et des plus fausses dénominations. Que signifient ces expressions, *rhume de cerveau*, *ver solitaire*, et tant d'autres qu'il serait trop long de rappeler? Ces noms ridicules n'ont pas été moins funestes à l'humanité que les titres pompeux de remèdes céphaliques, cordiaux, alexipharmaques, antiépileptiques, antidyssentériques, antiscorbutiques, antipleurétiques, sous lesquels de vaines ou dangereuses compositions figurent avec insolence dans nos dispensaires.

Mais revenons à notre sujet. *Aretée* (*) explique assez clairement que la maladie décrite par *Celse* est une gonorrhée continue. Le sommeil, dit-il, n'empêche point la semence de couler, et soit qu'on veille, soit qu'on dorme, l'écoulement ne s'arrête jamais. *Hippocrate* parle d'un malade sujet aux pollutions nocturnes, qui mourut de consomption à l'âge de trente ans. Je serais porté à croire que ce malade éprouva la pollution diurne que j'ai décrite; car *Hippocrate* ajoute, sans d'autres détails à la vérité, que la semence s'écoulait aussi pendant le jour (**). Mais l'observation annonce que

(*) De diuturn. lib. 2, cap. 5.

(**) Epidem. 6, sect. 8, p. 822, edit. Linden.

l'écoulement ne se faisait pas à l'insçu du malade ; de sorte que cette pollution diffère, au moins sous ce rapport, de celle que nous avons cherché à faire connaître dans cet ouvrage.

CHAPITRE IV.

EFFETS DE CETTE POLLUTION.

Les effets de cette pollution ont été en partie déjà exposés; ceux qui restent à décrire ne diffèrent point des symptômes qui suivent une perte immodérée de semence, née de toute autre cause. Nos observations à cet égard sont parfaitement conformes à celles de *Tissot*, et nous n'avons pas la prétention d'ajouter de nouvelles couleurs à ses tableaux. Nous rapporterons seulement quelques traits que notre expérience particulière nous a fournis. C'est à l'entrée de la belle saison que les malades sont le plus fatigués de leur état. Ils doivent le redoublement de leurs maux à cette faculté générale de procréation, devenue plus active pour tous les êtres animés à cette époque de l'année. Plus les vésicules sont remplis de semence, plus les malades sont exposés à en perdre.

J'en ai guéri plusieurs par une méthode curative que j'indiquerai dans le dernier chapitre de cet ouvrage. Un grand nombre traînent une vie déplorable dans un état de langueur, et avec des symptômes qui ressemblent à ceux de l'affection hypocondriaque. La plupart secrètent encore une semence fécondante, et conservent la faculté d'engendrer. De tous ceux qui m'ont consulté, je n'en ai vu aucun qui ait succombé aux effets de cette pollution. Cependant j'ai vu périr, il y a dix-huit ans, avant que j'eusse découvert cette cause de consomption, un jeune homme de trente ans qui s'était livré à la masturbation dès l'âge de dix ans, et qui devait cette funeste habitude à son précepteur. Il mourut, après avoir éprouvé toutes sortes d'infirmités, dans un

affaiblissement

affaiblissement extrême de toutes les facultés physiques et morales. Il s'accusait sans feinte de son erreur, et depuis long-temps y avait renoncé; mais cette continence tardive ne put le sauver. Je ne doute point à présent que cette honteuse habitude n'eût déterminé une pollution diurne involontaire, qui fut la cause immédiate de sa mort.

Le malade qui éprouve cette funeste pollution se consume peu à peu; les forces de l'ame et du corps se perdent de plus en plus, et le corps ruiné profondément succombe à la consomption dorsale, à moins que l'on ne découvre, lorsqu'il est temps encore d'y rémédier, la cause de ce dépérissement universel; ou à moins que les poumons, comme cela arrive dans beaucoup d'autres maladies chroniques, partageant l'affaiblissement de tous les organes, ne soient frappés d'une vraie phthisie.

Si jamais la surabondance de l'humeur

séminale a pu donner lieu à quelque maladie, et j'en doute malgré le témoignage de tant d'habiles médecins, certes la pollution que nous avons décrite ne saurait être rapportée à une pléthore de cette espèce, quoique, une fois déclarée, elle puisse augmenter sous l'influence de cette dernière cause. Lorsque la nature rejette au dehors une humeur surabondante ou superflue qui l'embarrasse, il est rare que la santé en souffre; et les symptômes que nous avons énumérés dans le cours de cette dissertation, prouvent assez que l'excrétion qui constitue la pollution diurne est une vraie maladie. Le ptyalisme spontanée, c'est-à-dire qui n'est point déterminé par l'emploi des ptyalagogues, pourrait-il quelquefois, lorsqu'il se prolonge beaucoup, ne pas nuire à la santé?

CHAPITRE V.

TRAITEMENT.

Pour terminer cette dissertation, il nous reste à exposer le traitement qu'exige une pollution aussi fréquente qu'elle est dangereuse. On peut appliquer ici avec avantage cette loi générale de thérapeuthique, que tout ce qui enlève la cause de la débilité, sans être fortifiant par lui-même, devient tonique. Le ton des organes se rétablit tout seul, lorsqu'aucune cause énervante n'agit plus sur eux. Dans les maladies aiguës nées d'une putridité gastrique, avec prostration considérable des forces dès le début, on commet une grande faute, lorsqu'au lieu de combattre la cause de cette faiblesse, on s'empresse de prodiguer les fortifians. C'est ainsi que les analeptiques, tels que le lait, les bouillons de viande, de vipère, etc., ne conviennent pas dans l'épuisement provenant de la pollution diurne. Ils augmentent la semence (5); les vésicules séminales, remplies par cette humeur surabondante, sont plus exposées à la compression que peut exercer sur elles le passage des excrémens endurcis. Il faut prendre garde aussi que les excrémens n'acquièrent trop de consistance par leur séjour dans le rectum, ou par toute autre cause, comme aussi qu'ils ne s'accumulent dans cet intestin de manière à le distendre considérablement. Tous ces soins peuvent paraître minutieux; cependant leur utilité est facile à comprendre. L'intestin rectum dilaté comprime d'une manière mécanique les vésicules séminales, soit que cette dilatation provienne d'un échauffement prolongé, soit qu'elle dépende d'une autre cause quelconque d'irritation placée dans le voisinage, dans la vessie, etc. Voilà aussi pourquoi les personnes sujettes aux pollutions nocturnes sont plus fatiguées par cette incommodité vers la fin de la nuit, lorsque la vessie est pleine d'urine, que pendant le premier sommeil. Mais ce n'est pas seulement la distention plus grande de l'intestin rectum, et la compression qui en résulte pour les parties environnantes, qui peuvent provoquer dans ces malades la sortie de la semence; toute autre cause d'irritation fixée au même endroit, des hémorroïdes, des vers ascarides, des flatuosités, etc., agissent de la même manière sur des vésicules séminales affaiblies et sans ressort. Je rencontre quelquefois dans les rues un de mes anciens malades, à qui des hémorroïdes ont causé, depuis plusieurs années, une diarrhée rebelle à tous les remèdes pendant le jour, et pendant la nuit de fréquentes pollutions. En proie à ces deux causes redoutables d'épuisement, il languit et se consume entre les mains d'un autre médecin.

J'ai donc soin de faire nettoyer l'intestin, tous les jours ou tous les deux jours, par un lavement adoucissant, employé tiède, et composé simplement avec une décoction de guimauve, ou d'avoine, ou de son, sans mélange d'aucune drogue irritante. Je préviens par là non-seulement l'accumulation des matières fécales dans l'intestin, mais j'enlève ou j'adoucis les autres causes d'irritation auxquelles il peut être exposé.

Il faut en outre que le malade, tout en observant la plus rigoureuse continence, s'abstienne de tout effort pour aller à la selle, et s'il a du ténesme, qu'il y rémédie par les moyens que nous venons d'indiquer; enfin, et cet avertissement est de la plus grande importance, il faut qu'il s'asseye sur une chaise percée un peu haute, ou sur un siége un peu élevé, de manière que les genoux médiocrement fléchis fassent un angle droit. Cette seule précaution, également utile, et aux enfans qui ont un relâchement de l'intestin rectum, et aux femmes qui éprouvent une chute de matrice, a souvent opéré dans la pollution diurne, pourvu qu'on n'y ait pas renoncé trop tôt, un heureux changement. Quant au ténesme, il n'incommode guère les malades, si les globules de matières fécales n'adhèrent pas trop aux intestins, ou si l'on a soin de rémédier à l'irritation née d'une autre cause.

Il faut, pour les mêmes raisons, éviter avec le plus grand soin les remèdes dont les empiriques et les médicastres sont si prodigues dans le traitement de la gonorrhée contagieuse; je veux parler des astringens, et principalement des stiptiques. Comme ils développent sur-tout leur vertu astringente dans le trajet des intestins, et qu'ils ne passent guère au-delà, on est fondé à craindre qu'ils ne dessèchent, qu'ils n'endurcissent les matières fécales, et par-là qu'ils n'augmentent la principale cause de la maladie. En général, dans toutes les espèces d'apocénoses, les malades ne retirent presque jamais aucun fruit des astringens, et sur-tout des styptiques. Les remèdes recommandés par l'illustre *Tissot* (6) contre la débilité produite par les excès vénériens, sont bien plus convenables. Il faut, par une raison contraire à celle que nous exposions tout à l'heure, rejeter les remèdes qui augmentent la faiblesse, et auxquels une méthode empirique fait aveuglément recourir dans tous les cas de consomption, sans égard à la cause qui a déterminé cet état : tels sont le petit lait, les eaux minérales alkalines non ferrugineuses, les tisanes, les délayans de toute espèce.

Le raisonnement et l'expérience m'ont appris que le conseil donné d'abord par *Celse*, et ensuite par *Arêtée*, de prendre des bains très-froids et de manger froids tous les alimens, est extrêmement salutaire. Les bains généraux ne sont pas seulement avantageux; les bains locaux ou topiques, appliqués le plus près possible du siége du mal, sont aussi très-profitables aux malades, et c'est dans ces vues qu'on leur prescrit de se laver le périnée, plusieurs fois par jour, avec de l'eau froide.

Cælius Aurelianus conseillait aussi les bains locaux pour rémédier à ce relâchement des vésicules séminales. Il faisait appliquer sur les parties génitales une éponge imbibée d'eau froide et de vinaigre (*). J'ai vu des malades qui ont retiré plus d'avantage de ces simples applications continuées avec persévérance pendant plusieurs mois, que des remèdes intérieurs réputés les plus efficaces. Je fais laver, plusieurs fois par jour, avec l'eau la plus froide, la partie inférieure de l'urètre, le périnée, les parties voisines; et outre cela je fais recouvrir ces mêmes parties, aussi souvent qu'on le peut, de compresses trempées dans le même liquide, toujours

(*) Page 579, édit. Allmeloveen. *Amst.*

employé aussi froid qu'il est possible de se le procurer (7).

Quant aux remèdes intérieurs, j'ai remarqué que le fer convenait dans tous les cas, que toutes les préparations de ce médicament sont bonnes, que cependant sa vertu tonique reçoit un accroissement considérable par sa combinaison avec le quinquina. Les eaux martiales offrent un moyen facile de faire prendre le fer aux malades, et je les emploie volontiers, non pas en grande quantité à la fois, mais à la dose de quelques verres, tous les matins à jeun, en continuant ainsi pendant plusieurs mois (8). Tel est le traitement interne le plus convenable, au moins dans le principe de la maladie : on sent bien qu'il serait intempestif, si déjà le mal avait jeté de profondes racines, et si le parenchyme pulmonaire commençait à se désorganiser (9).

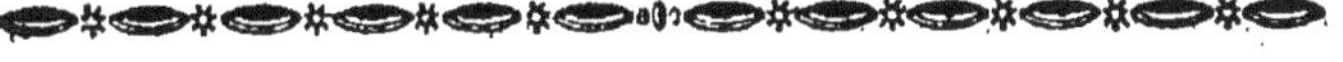

NOTES

DU TRADUCTEUR.

PAGE 33.

(1) Cette dissertation est adressée, en forme de lettre, à Philippe-Gabriel *Hensler*, médecin et professeur d'abord à Altona, puis à Kiell, qui a donné en 1783 une histoire extrêmement savante de la maladie vénérienne, et ensuite un ouvrage sur la lèpre orientale, en allemand. (Hambourg, 1794). *Hensler* n'est pas seulement connu en Allemagne comme habile médecin, mais il l'est encore comme poète. Quelques-uns de ses jolis contes en vers sont insérés dans le recueil des poésies de son frère, qu'il publia conjointement avec *Woss*. On lui attribue

aussi un poème considérable, qui lui assure des droits réels à la gloire poétique. *Wichmann* n'est pas moins célèbre qu'*Hensler*. Il a donné, en quatre parties in-4, une très-belle édition latine des œuvres de *Werlhof*, qu'il a enrichie de savantes notes (Hanover, 1775); une étiologie de la gale, en allemand (Hanover, 1791); un traité du diagnostic, aussi en allemand (Hanover, 1794); un supplément à l'histoire du pemphygus, maladie dont il avait déjà parlé, et assez longuement, dans l'ouvrage précédemment cité (Erfurt, 179...); un traité sur les eaux minérales du Hanover, 1797; enfin un grand nombre d'excellens mémoires insérés dans le journal de *Hufeland*, parmi lesquels on remarque une défense de la dentition contre les plaintes graves dont cette fonction physiologique est si légèrement l'objet. Le talent de *Wichmann* est remarquable par une grande indépendance d'opinion, par une foule d'idées originales et par des vues de diagnostic qui annoncent un esprit également profond et judicieux. Naturellement frondeur et caustique, il était vivement choqué des nombreuses imperfections attachées à notre langage médical, à nos pompeuses nomenclatures, et il les relevait avec aigreur. Il n'a point brillé comme *Hensler* dans la littérature allemande, et il occupe dans la littérature médicale une des dernières places. Soit qu'il écrive en latin, soit qu'il exprime ses idées en allemand, il est aussi incorrect et négligé que M. Jean-Pierre *Frank*, aussi dépourvu d'élégance que *Haller*, et presque aussi barbare que *Stalh*. Son style, quelquefois trop précis, d'autres fois diffus, rempli de répétitions, toujours obscur, embarrassé, difficile, annonce un homme qui attachait plus d'importance au mérite des choses qu'au talent de les rendre agréablement. Après la mort de *Zimmerman*, arrivée en octobre 1795, la place de premier médecin du roi d'Angleterre à Hanover fut partagée en deux postes égaux, et donnée à *Wichmann* et à *Lentin*. Ces deux célèbres médecins sont morts depuis longtemps. *Lentin* a survécu quelques années à son collègue.

PAGE 38.

(2) Les malades n'éjaculent pas la semence ; ils la perdent par un flux paisible et modéré. Elle coule, mais n'est point lancée avec force. L'expression employée par l'auteur est donc inexacte ; elle tendrait à donner une idée fausse d'une des principales circonstances de cette pollution. Je l'ai conservée dans le texte pour la fidélité de la traduction : mais je la rectifie dans cette note, que l'on voudra bien se rappeler aux autres passages de cette dissertation, où l'emploi du même mot pourrait donner lieu à la même remarque.

PAGE 54.

(3) J'ajouterai ici quelques caractères importans omis par l'auteur. 1.° La semence qui coule dans cette pollution est plus pâle, plus ténue, plus aqueuse que celle qui s'échappe dans l'acte du plaisir. 2.° Elle est aussi plus faiblement im-

prégnée de l'odeur spermatique. 3.° Elle laisse sur la chemise, lorsque le linge en reçoit quelques gouttes, des taches légères, superficielles, que l'on aperçoit à peine. N'y aurait-il pas quelque rapprochement à faire entre la semence imparfaitement élaborée que l'on perd dans cette pollution, et une partie de celle que l'on évacue dans l'acte vénérien? La semence qui s'échappe la première dans l'éjaculation naturelle est claire, ténue, semblable à celle de la pollution diurne involontaire. Sa sortie n'excite qu'un médiocre plaisir; elle coule plutôt qu'elle n'est éjaculée. Celle qui suit, plus abondante, plus blanche, plus épaisse, plus odorante, porte au plus haut degré le sentiment de la volupté. Ces deux émissions, dans l'état naturel, se confondent ordinairement dans une seule; et la seconde n'est qu'une suite non interrompue, une continuation indivisible de la première: mais la chose n'arrive pas toujours de la sorte. Dans quelques circonstances, qui ne sont pas même bien rares, la première émission a lieu, et n'est pas suivie de la seconde; ce qui permet d'étudier ces deux actes isolément. Je connais bien des hommes qui s'eveillant à l'instant d'une pollution nocturne, et faisant tous leurs efforts pour réprimer l'éjaculation prête à se faire, n'ont perdu que la première semence, et ont pu conserver la seconde. J'en connais d'autres qui, dans le coït, ne perdent quelquefois la seconde semence qu'une minute après la première. Un de mes malades éprouve ce partage de l'éjaculation en deux périodes bien distinctes, toutes les fois qu'il prend de l'opium pour calmer des quintes de toux auxquelles il est fort sujet. Je ne conclurai rien de ces observations relativement à la maladie qui nous occupe; je pense seulement qu'elles établissent une circonstance physiologique importante à noter dans l'acte de l'excrétion séminale; et cette circonstance, mieux connue un jour, peut éclairer la théorie encore obscure des maladies où ce fluide est excrété involontairement, telles que la gonorrhée proprement dite, la pollution diurne décrite par *Wichmann*, certaines pollutions nocturnes, et par exemple celles dans lesquelles, étant couché sur le dos, on perd la semence sans érection, sans rêves voluptueux. La plupart de ces écoulemens se composent en

effet

effet de cette semence ténue, limpide, mal élaborée, dont j'ai parlé, et non de l'autre dont l'excrétion est subordonnée à un autre ordre de circonstances et de mouvemens. Pourrait-on admettre, sans abuser de l'hypothèse, que la première vient directement des testicules, et ne fait que passer dans les vésicules sans s'y arrêter, tandis que la seconde vient de ces réservoirs où un séjour plus ou moins prolongé lui a donné des caractères plus parfaits d'animalisation? Ce que je suppose pour la semence, quelque étrange qu'il puisse paraître aux savans physiologistes du siècle, ressemble cependant un peu à ce qui se passe dans le foie et ses dépendances, pour la secrétion et l'excrétion des deux biles. Le mécanisme de ces fonctions est différent, il est vrai, dans les deux appareils secrétoires; mais les rapports essentiels de la comparaison, relativement à la théorie que je veux établir, sont conservés. Serait-il donc impossible que dans quelques circonstances mal appréciées jusqu'à présent, et par exemple lorsque les testicules éprouvent une plus grande activité secrétoire; lorsque les valvules que *Pro-*

caska a découvertes dans les vaisseaux séminifères sont peu nombreuses, relâchées, écartées les unes des autres (voyez le savant mémoire de ce grand physiologiste, dans les *Acta academiæ Josephinæ Vindobonensis*, tome 1, page 177); lorsque le muscle cremaster, qui dans l'acte vénérien comprime le testicule, l'élève, l'applique contre l'anneau, est frappé d'un état habituel de spasme; cette semence testiculaire, si je peux l'appeler de la sorte, se trouvât dans des conditions plus favorables à sa sortie? Je ne donne cette explication que pour une hypothèse, et je l'abandonne volontiers si elle encourt la censure des savans; mais je ne me dessaisis point des faits sur lesquels je l'ai établie : ils me paraissent certains, incontestables; et comme faits positifs, je les crois dignes de quelque attention.

PAGE 60.

(4) Cet écoulement de l'humeur prostatique constitue une espèce très-fréquente de blennorrhée. Ceux qui l'éprouvent ont le gland humecté,

le matin lorsqu'ils se lèvent, par un enduit onctueux; s'ils compriment alors le canal de l'urètre, en dirigeant la compression de la racine de la verge vers son sommet, ils en expriment quelques gouttes d'une liqueur verdâtre, gluante, un peu fétide, assez semblable à du petit lait mal clarifié. Ils perdent un peu de cette humeur après des désirs ou des érections qui n'ont point été suivis de l'acte vénérien. Il est probable que le mucus qui lubrifie le canal de l'urètre, secrété d'une manière surabondante, mais sans condition morbifique, se mêle à l'humeur des prostates et forme une partie de l'écoulement. Cet état est plutôt une incommodité qu'une maladie, et ceux que j'ai traités de cette blennorrhée n'en éprouvaient aucun dérangement de leur santé. Cependant on consulte souvent les médecins pour ce flux, quelque modéré qu'il soit, parce qu'on s'effraye aisément des moindres symptômes éprouvés par les parties génitales. J'ai souvent arrêté ces blennorrhées par des injections composées avec une solution d'alun (sulfate acide d'alumine), et un peu de laudanum liquide de Sydenham (vin d'opium composé). Un vésicatoire apposé à la partie supérieure et interne de l'une des cuisses, est aussi dans ces cas un remède très-efficace. J'ai appris d'un médecin distingué de cette ville à l'appliquer sur le périnée même, pour faire cesser cette incommodité, souvent très-opiniâtre.

PAGE 68.

(5) L'auteur ne dit pas autre chose du régime qui convient aux malades, et c'est une lacune que présente cette dissertation. On peut faire le même reproche à des ouvrages plus étendus, où l'on traite des maladies qui tiennent à une secrétion surabondante de la semence, ou à l'excrétion involontaire de cette humeur. Mieux connues un jour, ces maladies seront peut-être regardées comme un diabète séminal, et rapportées aux anomalies de secrétion. Les opérations secrétoires forment une partie considérable de la physiologie; beaucoup de phénomènes que l'on étudie dans le cadre de diverses fonctions leur appartiennent, et rentreront un jour dans

leurs attributions. Lorsque l'on embrassera mieux l'étendue de leurs rapports, cette pathologie humorale, dont on a trop abusé dans l'ancienne médecine pour l'explication des phénomènes morbifiques, et dont on affecte trop aujourd'hui de contester l'influence, sera réduite à sa plus juste valeur. Si quelques-unes seulement de ces vues étaient exactes, on sent déjà de quelle importance serait la détermination précise du régime, par rapport à la maladie qui nous occupe. Je n'ai pas la prétention de suppléer au silence de *Wichmann*, et ce n'est pas d'ailleurs dans une simple note que l'on pourrait discuter tout ce qui est relatif à cette grande question. Il suffira, je pense, d'établir ici le principe, et je le crois incontestable : c'est qu'il est des alimens et des boissons propres à former beaucoup de semence, et d'autres qui semblent moins favorables à la secrétion de l'humeur prolifique. Le catalogue des uns et des autres est bien loin d'être complet et régulier. Cependant l'on trouve dans quelques traités modernes d'hygiène alimentaire, sous le nom de spermatopées, l'indication vague de quelques substances auxquelles on attribue la vertu d'augmenter la secrétion séminale. Le lait forme généralement moins de semence que la plupart des autres alimens ; voilà sans doute pourquoi *Hippocrate* forme de la diète blanche la base du traitement de la consomption dorsale. Les légumes, sur-tout s'ils sont employés frais, ont presque les mêmes avantages que le lait. L'usage des fruits diminue et modère la secrétion séminale ; tous ne sont cependant pas également propres à remplir ces vues du régime, et je me rappelle que dans une de ses leçons sur la physiologie sexuelle, le savant professeur *Chaussier* plaçait les fraises, les abricots et les pêches parmi les spermatopées. On peut dire en général que tous les alimens qui, sous un petit volume, contiennent beaucoup de particules nutritives, disposent à une secrétion surabondante de semence ; c'est peut-être ainsi qu'il faut expliquer la vertu aphrodisiaque, excitante ou prolifique, attribuée aux orchis, aux poissons, aux œufs cuits en coque, etc. Si l'on voulait, à l'exemple de quelques célèbres physiologistes, étendre ce mot de régime à toutes les habitudes de la vie sociale, nous dirions que le séjour prolongé au lit, les parfums, la musique, l'étude, sont de puissans excitateurs des organes de la génération. Qu'on ne regarde point comme une hypothèse dénuée de fondement ce que nous disons ici de l'étude. *Haller* avait entrevu dans sa grande physiologie, ces rapports secrets qui lient le travail de la pensée avec les opérations plus matérielles des organes générateurs. *Studium aliqua habet amoris similia*, dit ce grand physiologiste. (Voy. *Element. physiol.* t. 5, p. 582. Laus. 1769). Et ne voyons-nous pas l'abus des plaisirs vénériens affaiblir la mémoire, porter le plus grand trouble dans la distribution de la puissance nerveuse qui émane du cerveau et de celle qui part de la moëlle épinière, préparer de loin les névroses cérébrales et les maladies organiques auxquelles le cerveau est sujet.

PAGE 72.

(6) On lit dans le texte ces paroles que je n'ai point osé traduire, par respect pour la vérité: *Experientissimus Tissot, cujus merita seculo nostro apud medicos hodiernos nomen Tissotiani con-*

ciliârunt. En écrivant cet éloge hyperbolique, *Wichmann* ne pensait sans doute ni à *Cullen*, ni à *Zimmerman*, ni à *Stoll*, ni à *Barthez*, pour ne parler que des célèbres médecins qui vivaient précisément à cette époque. *Tissot* est mort depuis vingt ans; la postérité est commencée pour lui, et n'a point confirmé le jugement emphatique du médecin hanovrien. Il ne laissera point son nom au siècle où il a vécu; cette gloire appartient à ces esprits supérieurs qui, dans un ordre donné de connaissances et de recherches, impriment de nouvelles directions, une nouvelle marche à l'esprit humain; qui ne se bornent point à rassembler d'une main diligente d'utiles matériaux, mais les disposent avec méthode, les combinent avec art, et reconstruisent, d'après un plan plus régulier et plus parfait, l'édifice défectueux de la science. *Tissot* était savant, judicieux, rempli de sagacité, heureux dans la pratique médicale; il écrivait agréablement: mais il n'a rien inventé, rien découvert, rien généralisé; on ne trouve aucune doctrine dans ses nombreux ouvrages; il n'a point connu la métaphysique de la médecine; il n'a point ébranlé violemment l'arbre de la science pour juger jusqu'à quelle profondeur il jette ses racines dans la nature. La faiblesse de son talent est sur-tout remarquable dans ses écrits polémiques, où il a défendu sans gloire, sans avantage, d'excellentes causes, des causes presque gagnées par elles-mêmes, contre un adversaire moins favorisé de la vérité, mais qui se présentait dans l'arène armé d'une dialectique vigoureuse, d'une vaste érudition et d'une expérience consommée. *De Haën* a découvert de grandes lois pathologiques, et il est tombé dans d'étranges erreurs: telle est la marche naturelle du génie. *Tissot* s'est soutenu davantage; il ne s'est point élevé si haut, et jamais il n'est descendu aussi bas. On a loué avec excès le médecin suisse; on a critiqué avec amertume, avec passion le célèbre professeur belge. Des hommes qui passaient à cette époque pour les oracles de la science, ont mêlé à ces jugemens leur voix perfide et intéressée. La postérité, que l'on ne trompe point, remettra ces deux hommes à leur place; et ils prendront leur rang, non d'après des jugemens traditionnels, qui décèlent la faveur ou l'inimitié des contemporains, mais d'après les services réels que chacun d'eux a rendus aux sciences médicales.

PAGE 74.

(7) Les bains de siége froids, le lavage des parties génitales à l'eau froide, l'application sur ces parties d'éponges ou de linges imbibés de l'eau la plus froide, sont avantageux sans doute; mais il est un moyen plus simple, et à la fois plus commode et plus efficace, d'employer les topiques réfrigérans dans la pollution diurne involontaire; c'est celui que je vais indiquer d'après ma pratique. Je fais recouvrir les organes de la génération, une ou deux fois par jour, avec une vessie de cochon remplie de glace pilée, que l'on renouvelle, si l'on veut, aussitôt qu'elle est fondue. Ordinairement je fais appliquer sur le sacrum une seconde vessie également remplie de glace pilée, et j'ai cru remarquer que celle-ci, placée plus près de l'origine des nerfs, était encore plus utile que la première. Dans le priapisme, dans le satyriasis, dans l'affection hystérique, la glace appliquée contre le sacrum est

plus efficace que celle qu'on dépose sur les parties génitales elles-mêmes, ou dans leur voisinage, sur le pubis ou le périnée. J'ai fait cesser quelquefois le spasme des parties naturelles par des frictions sur le sacrum avec des vessies remplies de glace. Un médecin très-occupé de cette ville, qui a bien lu les ouvrages de *Gall*, a dissipé des pollutions nocturnes invétérées en faisant appliquer sur l'occiput et la nuque, le soir avant l'heure du coucher, une certaine quantité de glace qu'on y laisse jusqu'à ce qu'elle ait été convertie en eau. Je ne dois pas omettre ici, à cause de son extrême utilité, un moyen simple qui a souvent réussi dans la pollution diurne involontaire, la consomption dorsale, la gonorrhée ; c'est la douche d'eau excessivement froide sur les régions lombaire et sacrée. J'attribue principalement à ce topique la guérison d'une consomption dorsale commençante, que j'eus à traiter il y a quelques années. Un gentilhomme d'une province voisine, âgé de vingt-quatre ans, et l'un des plus beaux hommes que j'aie vus, pour échapper à la conscription qui l'atteignait, s'enferma dans un château isolé, sous la garde d'un vieux domestique qui avait la confiance de sa famille. Là, pour tromper l'ennui de sa solitude, il se livrait avec fureur à la masturbation. Après trois ans de cette réclusion forcée et de ces dangereux excès, il reparut dans le monde avec un visage pâle, défait, souffrant, et une maigreur que l'on attribuait à l'isolement extrême dans lequel il avait vécu. On s'empressa de le marier, pour le dédommager, par un établissement agréable et avantageux, du long ennui qu'il avait souffert. Mais ses forces le trahirent dès la première nuit de ses noces; il se leva le lendemain plein de honte et de confusion, n'ayant pu, comme dit Montaigne, *estrenner la couche nuptiale.* Il en conçut un mépris de lui-même, qui bientôt dégénéra en un sombre et profond désespoir. Un jour, au sortir de table, il avala une assez forte dose d'arsenic; mais le poison fut rejeté, l'instant d'après, avec les alimens qu'il avait pris. Il vint alors à Lyon pour y chercher une mort qu'il croyait plus digne de sa naissance et de son rang. Il s'attacha, pendant quelques jours, aux pas d'un fameux spadassin, la terreur des maîtres d'armes, et trouva le moyen de l'insulter, n'ayant d'autre but que de perdre, l'épée à la main, une vie qui lui était devenue odieuse. Le sort des armes en décida autrement ; quoique faible et languissant, il blessa son adversaire, et ce léger avantage changea tout à coup ses résolutions; il comprit que la vie n'est pas toute composée de défaites et d'humiliations; il désira de vivre, et c'est dans ces dispositions d'esprit, plus favorables au succès d'un traitement, qu'il vint me consulter. L'impuissance qu'il accusait ne me parut que la moindre chose dans son état; je découvris facilement qu'elle n'était que le symptôme d'une consomption dorsale bien commencée. Je lui ordonnai la glace pilée, mêlée avec un peu de sucre, dont il prenait un verre de table plein trois ou quatre fois par jour. En outre, on douchait les lombes et la région sacrée, le matin et le soir, avec de l'eau frappée de glace, nitrée et vinaigrée, versée à la hauteur de huit pieds. Le régime se composait d'un potage au lait, fait avec la fécule de pommes de terre ou de riz, et que l'on réitérait aussi souvent que les besoins de l'estomac pouvaient l'exiger. On ajoutait à chaque potage trois ou quatre cuillerées de chocolat cuit à l'eau. Après trois mois de ce traitement, le malade offrait les signes les moins équivoques d'une santé parfaitement rétablie; il quitta Lyon, alla rejoindre sa famille, qu'une si longue absence avait plongée dans les plus vives inquiétudes, et j'apprends en ce moment (mars 1817) qu'il est le plus heureux des époux, et que sa femme, depuis sa guérison, l'a rendu trois fois père.

MÊME PAGE.

(8) L'auteur ne parle point de la glace prise intérieurement, remède de premier ordre dans ces maladies, et d'un usage beaucoup plus général que le fer et le quinquina. Je veux dire, par cette dernière proposition, que beaucoup de malades auxquels on ne saurait donner sans danger le quinquina et le fer, à cause de l'extrême sensibilité et de la vive irritation qu'éprouvent les voies digestives, prennent avec le plus grand succès la glace pilée. « J'ai vu, dit » M. *Desbois de Rochefort* dans sa matière mé-

» dicale, article *Glace*, un jeune homme que les » suites de la masturbation avaient déjà rendu » leucophlegmatique : la verge, le scrotum, les » yeux, le tissu cellulaire intérieur et extérieur » étaient infiltrés. La glace employée de toutes » manières, en bains, en boisson, etc. l'a guéri. » Ce fait n'a rien d'extraordinaire pour moi ; j'ai vu des malades réduits au dernier degré d'épuisement, que l'usage de la glace a, pour ainsi dire, rendus à la vie. Je ne prescris point la glace en boisson : elle ne serait pas assez efficace sous cette forme ; je la fais prendre pilée, non pas grossièrement, mais réduite en poudre et mêlée avec un peu de sucre et d'eau de fleurs d'orange, à la dose d'une soucoupe pleine le matin, à midi et le soir. On augmente ensuite cette dose peu à peu, et le malade finit par en prendre un verre de table plein trois ou quatre fois par jour.

MÊME PAGE.

(9) Le traitement indiqué par *Wichmann* contre la pollution diurne involontaire, est trop général pour être facilement appliqué aux cas

particuliers. J'ai donc pensé que quelques formules de médicamens, puisées dans les meilleurs auteurs de médecine, et relatives, soit à cette maladie, soit à d'autres qui lui ressemblent, pourraient être d'une application plus directe; et c'est dans ces vues que j'ai créé et ajouté, en forme d'appendix à cette dissertation, le formulaire suivant.

N.° 1.

Electuaire de Tissot contre la blennorrhée, les écoulemens prostatiques et les pertes involontaires de semence (*).

Prenez conserve de roses rouges, . . 3 onces.
conserve de romarin,
quinquina en poudre, } a â . 1 once.
mastic, ... 2 gros.
cachou, ... 1 gros.

Incorporez avec suffisante quantité de sirop

(*) L'onanisme, 6.e édition. Lausanne, 1777, page 262.

d'écorce

d'écorce d'orange pour former un électuaire, que vous aromatiserez avec trois gouttes d'essence de cannelle.

Tissot faisait prendre un quart d'once de cet électuaire deux fois par jour. Je réduis cette dose à celle d'un gros le matin, à midi et le soir. Les malades sont moins échauffés par le remède, et ils peuvent en continuer l'usage plus longtemps. Il est également bon contre la leucorrhée par atonie.

N.° 2.

Poudre de Fréderic Hoffmann contre les pollutions nocturnes (*).

Prenez corne de cerf préparée, } a â . 4 gros.
os de sèche, }
succin préparé avec l'huile de tartre par défaillance, . . 2 gros.
cascarille, ... 1 gros.

(*) *Opera omnia; de morbis ex nimia venere.*

Mêlez pour une poudre à partager en doses du poids d'un gros. On prend une de ces doses dans une verrée d'eau sucrée, tous les soirs en se couchant.

Zimmermann a guéri, par l'usage de cette poudre, de fréquentes pollutions nocturnes, suivies des langueurs ordinaires, qui duraient depuis plusieurs années. Je l'ai prescrite maintes fois, et toujours avec succès, contre cette incommodité : mais un remède bien supérieur à cette poudre, et avec lequel j'ai dissipé les pollutions nocturnes les plus invétérées, les plus opiniâtres, c'est l'eau de chaux. Je ne saurais assez en recommander l'usage dans ces sortes de cas. Je l'ordonne à la dose de deux cuillerées à soupe dans un petit verre de lait, le matin, à midi et le soir. On peut en prescrire bien davantage par la suite, s'il en est besoin. La magnésie décarbonatée, prise dans l'infusion de menthe poivrée, a réussi quelquefois. Comment ces absorbans sont-ils si efficaces dans les pollutions nocturnes? Je l'ignore, et c'est un problème difficile que je n'entreprendrai point de résoudre; mais le fait de leur utilité est constant et très-certain. Au reste, cette incommodité ne doit pas être traitée toujours d'une manière empirique; elle dépend de causes très-diverses qu'il faut s'appliquer à découvrir. J'ai guéri, il y a quelques mois, un jeune paysan de pollutions nocturnes très-souvent réitérées, qui l'avaient plongé dans une extrême faiblesse, et le rendaient incapable de tout travail manuel. Différens symptômes étrangers à la pollution me firent soupçonner que le mal pouvait tenir à la présence de vers ascarides dans l'intestin rectum. Je lui fis prendre, tous les matins, une cuillerée à café de sel commun ou de cuisine (muriate de soude) dans une verrée d'eau, et tous les soirs un lavement avec la décoction d'absynthe. L'excrétion d'une grande quantité d'ascarides fut le résultat de ce traitement; et les pollutions nocturnes, que je me proposais d'attaquer ensuite, cessèrent d'elles-mêmes, et probablement avec la cause qui les entretenait.

N.° 3.

Pilules de Tissot contre la consomption dorsale commençante (*).

Prenez myrrhe choisie, ... 4 gros.
galbanum,
extrait de trèfle d'eau, } aâ . 2 gros.
cachou,

Faites, avec suffisante quantité de sirop d'écorce d'orange, une masse que vous diviserez en pilules du poids de trois grains. La dose est de sept une heure avant le déjeûner, le dîner et le souper. Par-dessus chaque dose, on boit trois onces (un demi-verre de table environ) de la décoction suivante :

Prenez quinquina concassé, ... 2 onces.
écorce de racine de caprier, . 1 once.
cannelle concassée, ... 2 gros.
limaille de fer, enfermée dans un nouet, ... 4 gros.

(*) Ouvrage cité, page 199.

Faites cuire dans deux livres et demie d'eau de fontaine.

J'ai souvent employé ce remède avec un succès remarquable, dans des cas analogues à ceux que *Tissot* a indiqués.

N.° 4.

Vin médicamenteux de Stoerck contre la consomption dorsale et les écoulemens prolifiques (*).

Prenez limaille de fer non rouillée,
quinquina,
cannelle,
écorce de Winter,
} a â . 4 gros.

Mêlez. Faites une poudre sur laquelle vous verserez deux livres de vin généreux. Laissez en digestion pendant vingt-quatre heures, coulez

(*) *Annus medicus secundus*, pag. 218 et 286.

ensuite par inclinaison. La dose est d'abord d'une cuillerée trois fois par jour; on l'augmente ensuite peu à peu.

N.° 5.

Electuaire de Tissot pour remédier aux épuisemens qui proviennent d'excès vénériens (*).

Prenez conserve d'écorce d'orange, . 2 onces.
quinquina en poudre, ... 4 gros.

Faites, avec suffisante quantité de sirop de menthe poivrée, un électuaire mou, dont on prend gros comme une noisette, sur la pointe d'un couteau, une heure avant le déjeûner, le dîner et le souper.

N.° 6.

Les eaux de Spa sont un remède de premier

(*) Ouvrage cité, page 207.

ordre pour arrêter les écoulemens de semence qui tiennent à l'atonie des organes générateurs, lorsque l'estomac peut les supporter. C'est une excellente pratique, employée d'abord par *Frédéric Hoffmann*, et suivie, depuis ce grand maître, par la plupart des médecins allemands, de couper ces eaux avec du lait. Cette combinaison a sur-tout l'avantage de prémunir les organes digestifs contre leur trop grande activité. Un jeune homme qu'une pollution diurne invétérée avait jeté dans le plus grand dépérissement, consulta M. Pinel; il n'en reçut d'autre conseil que d'aller boire les eaux de Spa à leur source; il se soumit docilement à l'ordonnance de ce célèbre médecin, partit pour Spa, et en revint quelques mois après parfaitement guéri. Les eaux de Spa factices, que l'on se procure si aisément dans la plupart des grandes villes, peuvent aujourd'hui épargner aux malades paresseux à se déplacer, un voyage de long cours. Nous avons à deux petites lieues de Lyon, dans le village de Charbonnières, une source d'eaux minérales ferrugineuses, qui est très-fréquentée dans la belle saison; ces eaux imitent un peu celles de Spa;

elles en ont la saveur stiptique, et pourraient au besoin les remplacer pour les malades de notre ville. Je les ai vues produire d'heureux effets dans les écoulemens atoniques du vagin et du canal de l'urètre.

N.° 7.

Infusion amère.

Prenez quinquina en poudre, ... 1 once.
magnésie calcinée, ... 3 gros.

Triturez ensemble pendant demi-heure, et humectez de temps en temps avec un peu d'eau chaude; délayez ensuite la pâte qui en résultera avec une livre et demie d'eau chaude, que vous verserez dessus peu à peu; laissez digérer pendant douze heures; filtrez enfin au travers d'un papier gris. La dose est de deux ou trois cuillerées à la fois, et l'on réitère cette dose deux ou trois fois par jour.

Les heureux effets qu'on obtient de la combinaison du quinquina avec la magnésie, étaient connus depuis long-temps des praticiens ; on savait que le quinquina en devenait plus tonique et à la fois plus fébrifuge : mais ces connaissances étaient des traditions purement empiriques. C'est dans ces derniers temps seulement que cette association a été soumise à des règles plus précises, et que la chimie a expliqué les bons effets qui en résultent. La magnésie développe le principe extractif amer du quinquina, et détruit son principe astringent. Le quinquina est rendu par là plus supportable aux estomacs délicats ou doués d'une extrême irritabilité. Nous devons d'abord à *Stecke*, médecin anglais, ensuite à *Kopp*, médecin allemand, les premières préparations régulières en ce genre. On trouve dans les annales de littérature médicale étrangère, tome 1, p. 214, une bonne description des procédés pharmaceutiques qu'ils employaient. Telle est la préparation de quinquina que j'ordonne de préférence à toutes les autres, et depuis dix ans, dans les débilités des organes digestifs qui naissent d'excès vénériens. Les malades la supportent très-bien, tout en se plaignant de son excessive amertume.

N.° 8.

Pilules de Quarin contre les écoulemens atoniques du canal de l'urètre (*).

Prenez racine de valériane, ... 1 once.
limaille de fer non rouillée, 3 gros.
myrrhe,
encens,
extrait de tormentille, } de chaque 1 gros et demi.

Faites des pilules de 3 grains.

On en prend depuis sept jusqu'à dix trois fois par jour, et l'on fait frotter l'épine du dos avec des linimens spiritueux et aromatiques.

(*) Voyez *Observations pratiques sur les maladies chroniques dont nous avons publié la traduction*; un vol. in-8. Paris, 1807, page 34.

N.° 9.

On a souvent traité la pollution diurne involontaire et la gonorrhée par l'ipécacuanha employé à dose vomitive, souvent réitérée. Cette méthode de traitement est conforme à l'opinion de ceux qui attribuent ces flux au relâchement général des membranes muqueuses, et plus particulièrement à l'atonie de celles qui tapissent les organes de la génération. Plusieurs médecins pensent encore aujourd'hui que l'humeur qui coule du canal de l'urètre dans la gonorrhée et la pollution diurne involontaire, n'est pas de la semence, mais bien un mucus imprégné de l'odeur spermatique, à raison des parties du système muqueux génital qui le fournissent. Un moyen certain de décider la question, serait l'analyse chimique du fluide évacué dans ces deux maladies, et je ne sache pas qu'elle ait encore été faite. Cette espèce d'investigation, fort usitée de nos jours, et qui a déjà rendu quelques services importans à la pathologie, fournirait sans doute une nouvelle preuve, et une preuve sans réplique, que c'est en effet du sperme, comme le pense *Wichmann;* mais du sperme, comme je suis porté à le croire, qui n'a pas toutes les qualités, tous les principes de celui que renferment les vésicules séminales. Quoi qu'il en soit, l'ipécacuanha et la rhubarbe ont eu quelquefois les plus heureux effets dans ces sortes d'écoulemens; et l'on sait que ces deux substances médicamenteuses, la première surtout, jouissent d'une vertu presque spécifique pour remédier au relâchement du système muqueux. J'en ai vu un exemple remarquable en janvier 1809. Le sieur B., employé aux octrois de Lyon, avait essuyé une fièvre muqueuse dont il était convalescent. Il maigrissait à vue d'œil; quoique la fièvre eût cessé; il se plaignait aussi d'un lumbago très-incommode, et de tremblemens dans les extrémités inférieures. Je l'interrogeai avec soin pour tâcher de découvrir la cause de cette seconde maladie; j'appris alors qu'il perdait, depuis que la fièvre l'avait quitté, une grande quantité de semence toutes les fois qu'il allait à la selle. Je lui fis prendre de l'ipécacuanha plusieurs jours de suite, de manière à provoquer, tous les matins, un ou deux vomissemens. Je lui conseillai ensuite de mâcher un peu de rhubarbe, tous les matins à jeûn, et de couper son vin aux repas avec de l'eau ferrée. Ce conseil fut ponctuellement suivi, et la pollution diurne involontaire cessa bientôt entièrement.

Une méthode curative que je dois rapporter ici, parce qu'elle a eu des succès contre les écoulemens spermatiques tenant à une cause atonique, c'est l'emploi des vésicatoires volans autour des parties naturelles. On applique un emplâtre ordinaire de vésicatoire, bien fait, bien saupoudré de cantharides, à la partie supérieure et interne de l'une des cuisses, et on l'y laisse deux heures. On l'enlève pour l'appliquer, pendant quatre heures, à l'endroit correspondant de l'autre cuisse. On l'ôte de nouveau pour l'établir au périnée, où on le laisse huit heures. On le transporte ensuite au pubis; et, après seize heures d'application, on le met sur le sacrum, où on le laisse trente-deux heures et même plus. Après quelques jours de repos, on recommence les applications avec un nouveau vésicatoire, dans le même ordre, et en observant la même progression de temps.

Les préparations de plomb, dont on vante l'efficacité pour réprimer les désirs vénériens, pour apaiser l'orgasme d'une semence fougueuse, pour arrêter les écoulemens prolifiques immodérés, offrent une classe de remèdes infidèles, dangereux, qu'il faudrait peut-être bannir de la médecine interne. Ils m'ont paru toujours suspects, et je ne les ai jamais employés; j'en parlerai cependant, mais ce ne sera point d'après mon expérience. On lit dans *Hoffmann* (*de passione iliaca*) qu'un jeune homme ayant fait usage du sucre de saturne pour supprimer de fréquentes pollutions auxquelles il était sujet, éprouva une constipation si violente, que les vents même ne pouvaient s'échapper de son corps, et qu'il mourut dans l'état le plus affreux, après quatorze jours d'angoisses et de souffrances. C'est cette fausse célébrité des remèdes tirés du plomb pour favoriser le vœu de chasteté, qui porte tant de religieux à les employer secrètement; et *De Haën* est disposé à croire que l'usage imprudent de ces dangereuses substances est la cause la plus ordinaire de ces coliques de plomb qui désolent tant de communautés religieuses. Ce célèbre médecin rapporte qu'il fut présent à une consultation pour un jeune moine que des pollutions nocturnes très-fréquentes avaient jeté dans la consomption dorsale. L'un des consultans pensa que le malade n'avait d'autre ressource, dans l'état déplorable où il était réduit, que d'employer le plomb; et il citait avec enthousiasme les nombreuses guérisons qu'il avait opérées par les diverses préparations de ce métal. *De Haën* jugea que ce médecin n'était pas de bonne foi, ou qu'il tombait dans une erreur grossière; que s'il avait dissipé quelques pollutions nocturnes avec ces remèdes, il n'avait pas tenu compte sans doute des accidens plus graves que les pollutions, et peut-être mortels, auxquels son imprudente confiance dans le plomb avait pu donner lieu (*).

J'ai parlé longuement de la glace et de son utilité, dans les notes relatives au texte; je n'y

---

(*) *Ratio medendi. Pars X, cap. 2.*

reviendrai point dans ce formulaire. — On lit dans *Murray* (*) qu'un jeune homme se guérit d'une perte involontaire de semence qui durait depuis un an, et contre laquelle tous les remèdes réputés les plus efficaces avaient échoué, en prenant de la racine de benoite (*caryophillata*) en poudre et en infusion dans du vin rouge. — Un vieux médecin de Lyon, mort depuis long-temps, dont j'ai suivi pendant quelques mois la pratique à mon retour de Montpellier en 1797, employait souvent, et à l'en croire avec un grand succès, la composition suivante contre les flux involontaires de semence: Incorporez vingt-quatre grains d'os de sèche avec une drachme de conserve de roses de Provins, pour un bolus à prendre le matin; on le réitère le soir. On continue ainsi pendant vingt-cinq jours ou un mois. J'ai quelquefois écrit cette formule, sous sa dictée, dans son cabinet; mais je n'en ai point suivi les effets; j'ignore s'ils répondaient à la confiance que ce médecin paraissait avoir dans ce remède. —

(*) Tome 3. *Caryophillata seu Geum urbanum*, pag. 131 et 132.

M. Alibert rapporte dans sa matière médicale, à l'article *Acide phosphorique*, le fait suivant, qui est très-digne d'être connu. « Un homme énervé par les plaisirs de Vénus était tombé dans un état de marasme et de consomption dorsale : dans un espace de temps très-court, il recouvra ses forces par le seul secours d'une limonade préparée avec l'acide phosphorique et le miel. » — Je ne donnerai point ici la formule de la teinture stimulante et tonique de *Mead;* il faut la lire dans l'ouvrage même de cet auteur. Elle me paraît d'un usage plus sûr qu'une autre composition du même genre, qu'on trouve dans les annales de littérature médicale étrangère, tome 5, page 470, avec laquelle *Roberton*, chirurgien à Edimbourg, a guéri des leucorrhées chroniques, des blennorrhées fort anciennes, et même une consomption dorsale très-avancée.

Il nous reste à parler du lait, dont les avantages sont incontestables dans toutes les maladies consomptives. Hippocrate a connu et publié ses heureux effets dans le traitement de la consomption dorsale. On a guéri avec le lait d'ânesse, au rapport de Fréderic Hoffmann, des pollutions nocturnes invétérées. Ce lait serait plus efficace encore, si les malades le prenaient avec moins d'économie; si on veillait avec plus de soin au régime et à la propreté de l'animal qui le fournit, si on ne lui imposait d'autre service que l'allaitement. On rapporte des prodiges opérés par le lait de femme; mais son emploi est sujet à de graves inconvéniens. Je l'ai conseillé à divers malades, et je n'ai jamais pu en déterminer aucun à le prendre. Les uns montraient une extrême répugnance à le boire au vase même qui le fournit; ils craignaient avec raison que la persévérance de ce dégoût ne leur fît perdre le fruit du remède; d'autres se méfiaient d'eux-mêmes, et trouvaient que l'abus est trop facile, trop voisin de l'usage; d'autres ne se croyaient point assez riches pour acheter ces soins mercenaires que l'on regarde, en effet, comme des traitemens de luxe, et que l'on met toujours à grand prix. Si je ne cite point mon expérience, relativement à l'emploi du lait de femme, je peux rapporter au moins celle des autres qui, dans deux cas assez récens, est devenue, pour ainsi dire, la mienne. Deux célèbres médecins de Paris avaient envoyé aux îles d'Hyères, dans l'automne de l'année dernière, le fils d'un riche négociant, atteint d'une phthisie pulmonaire tuberculeuse. Arrivé à Lyon, le malade y fut retenu plus de trois semaines par le froid et le mauvais temps, et je lui donnai alors quelques soins. Il tétait une nourrice saine et robuste; mais ce fut sans succès: il périt bientôt après à Avignon. J'ai rencontré souvent, au mois de février dernier, dans une maison distinguée de cette ville où j'ai l'honneur d'être appelé comme médecin, une jeune et intéressante demoiselle, étrangère, qui prenait le lait de femme pour une névrose, ou peut-être une phlegmasie latente de l'estomac. J'ai suivi, pendant trois semaines, cet allaitement. La malade eut beaucoup de peine à s'accoutumer à sa nourrice, qui était cependant une jeune personne saine, propre, douce, remplie d'égards et d'attention. Le lait fut souvent vomi dans le principe de ce traitement, soit par l'effet de la maladie, soit plutôt par l'extrême répugnance qu'il causait. Il passe mieux à présent; il a réellement produit quelque bien, mais non pas celui qu'on avait espéré. Ce que j'ai vu dans ces deux cas, quoiqu'ils soient l'un et l'autre étrangers aux maladies auxquelles ce formulaire est plus particulièrement appliqué, me porte à croire que les médecins ont loué le lait de femme dans les maladies consomptives avec plus d'enthousiasme que de vérité. Il ne faut cependant point y renoncer entièrement ; on peut en laisser l'usage aux gens riches qui aiment en général les traitemens singuliers, inusités, dispendieux, et qui ont la malice de ne vouloir pas être guéris par les remèdes à la portée de tout le monde. La médecine a quelquefois fait sa cour à l'opulence ; c'est pour lui plaire qu'elle a substitué les follicules de séné au séné mondé, la manne en larmes à la manne en sorte ; qu'elle a créé cette foule de sirops inutiles qui ornent les tablettes des pharmacies ; qu'elle a célébré les vertus du lait de femme dans les diverses consomptions. L'empereur Commode ne pensait cependant pas que les grands dussent être traités autrement que le peuple. Un jour, il fit appeler Galien pour une violente indigestion que ses médecins ordinaires avaient méconnue, et prenaient pour la fièvre. Après avoir examiné l'auguste malade, l'illustre médecin lui parla en ces termes : Si j'avais à traiter d'une semblable maladie un de vos sujets, un simple plébéïen, je lui ferais prendre du vin auquel on aurait mêlé un peu de poivre en poudre. L'expérience m'a appris que cette boisson est extrêmement efficace dans les indispositions de cette nature ; mais il faut pour un souverain des remèdes plus sûrs et moins vulgaires. Il ordonna d'appliquer sur la région de l'estomac une poignée de laine fine, trempée dans le baume de nard. Le prince n'en fit rien ; il préféra le remède qui guérissait la canaille ; il but du vin du pays des Sabins, auquel on ajouta quelques grains de poivre, et bientôt sa santé fut parfaitement rétablie (*).

Je demande grâce au lecteur pour les notes trop longues peut-être, et trop nombreuses que j'ai cru devoir ajouter au texte. J'ai cherché à rendre cet ouvrage plus digne de l'époque savante où il paraît; j'ai rafraîchi les idées de

(*) *Lib. de prœcogn. ad Posth. cap.* 11.

l'auteur, que trente-cinq ans d'intervalle entre son travail et le mien ont quelquefois fait vieillir; je les ai élevées, autant que je l'ai pu, au niveau des connaissances modernes en médecine; j'ai indiqué quelques vues nouvelles; j'ai montré des lacunes à remplir; j'ai appris du divin *Bacon* à transporter dans les plus petits sujets cette méthode des *Desiderata* qui indique, pour chaque science ou pour chaque partie d'une science, à une époque déterminée, ce que l'on sait et ce qu'on a intérêt de savoir; le point où l'on est arrivé et celui vers lequel il faut tendre. J'ai lié ce sujet, que réclamait presque entièrement la médecine pratique, à ces belles sciences physiologiques dont l'étude, pour le médecin éclairé et digne de son art, fait le charme et le bonheur de la vie. On dira peut-être que ce n'est point là une traduction, que j'ai fait un ouvrage à côté d'un autre ouvrage; je ne m'en défends pas; qu'on ne cesse même de répéter cette obligeante accusation; je l'entends avec plaisir, je l'embrasse avec reconnaissance comme l'éloge le plus flatteur de mes travaux. C'est ainsi, répondrai-je, qu'il faut traduire, au commencement du dix-neuvième siècle, un livre utile, que le mouvement de la pensée a laissé, dans quelques-unes de ses parties, en arrière de la science. Le traducteur n'est plus et ne doit plus être un interprète passif, prosterné devant son auteur, se traînant à genoux sur ses traces, rendant ses paroles comme des oracles sacrés, et répétant fidèlement jusqu'à ses erreurs; il faut qu'il juge son modèle, qu'il marche sans cesse à côté de lui, le soutienne, le relève, et le devance même quelquefois en éclairant leur marche commune par le flambeau des vérités nouvelles.

Voilà le jugement que j'attends des hommes instruits; mais je cherche, j'entrevois une autre palme plus chère à mon cœur. J'ose espérer que mes efforts, réunis à ceux de *Wichmann*, produiront quelque bien. Cet ouvrage sera sur-tout utile dans les grandes villes, dans ces cités riches et populeuses, où les abus et les dépravations, qui tiennent au mauvais régime des organes générateurs, causent tant de maux secrets, tant de désordres scandaleux; où l'on ne sait régler ni sa tête, ni son estomac, ni ces organes impétueux auxquels une corruption prématurée, et en quelque sorte héréditaire, a donné l'habitude d'une honteuse domination. Il éveillera l'attention des médecins sur une source trop souvent méconnue des maladies consomptives; il éclairera peut-être aussi quelques malades sur une cause qui les consume à leur insçu; cette découverte rendra l'application des secours plus sûre, plus directe, plus heureuse; et les roses de la jeunesse se ranimeront sur des fronts décolorés que déjà la mort couvrait de ses ombres éternelles. Si j'ai l'avantage d'atteindre à ce but désiré, je bénirai l'heureuse idée qui me fit entreprendre ces recherches, et je me consolerai facilement des critiques amères que la faiblesse de mon talent peut attirer sur elles.

FIN.

TABLE

DES CHAPITRES.

CHAPITRE PREMIER.

CHAPITRE II.

CHAPITRE III.

CHAPITRE IV.

CHAPITRE V.

Fin de la Table.

www.ingramcontent.com/pod-product-compliance
Ingram Content Group UK Ltd.
Pitfield, Milton Keynes, MK11 3LW, UK
UKHW021105220726
13924UKWH00004B/1520